ESSAI

SUR LES

FORMES DITES SIMILAIRES

OU ATTÉNUÉES

DE QUELQUES FIÈVRES ÉRUPTIVES

PAR

Louis DRUMEZ,

Docteur en médecine de la Faculté de Paris,

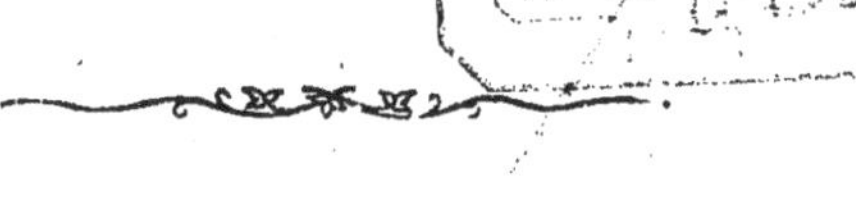

PARIS

A. PARENT, IMPRIMEUR DE LA FACULTE DE MÉDECINE

29-31, RUE MONSIEUR-LE-PRINCE, 29-31

1878

ESSAI

SUR LES

FORMES DITES SIMILAIRES

OU ATTÉNUÉES

DE QUELQUES FIÈVRES ÉRUPTIVES

PAR

Louis DRUMEZ,

Docteur en médecine de la Faculté de Paris,

PARIS

A. PARENT, IMPRIMEUR DE LA FACULTE DE MÉDECINE

29-31, RUE MONSIEUR-LE-PRINCE, 29-31

—

1878

A LA MÉMOIRE

DE MA BONNE MÈRE

A MES PARENTS

A MES AMIS

A M. LE PROFESSEUR PETER

MON PRÉSIDENT DE THÈSE

A M. LE DOCTEUR LEROY

Chevalier de la Légion d'honneur
Médecin de la maison nationale d'Ecouen

ESSAI

SUR LES

FORMES DITES SIMILAIRES OU ATTÉNUÉES

DE QUELQUES FIÈVRES ERUPTIVES

> Nous devons préférer la connaissance
> de quelque peu de vérité à la vanité
> paraître n'ignorer rien. (DESCARTES.)

AVANT-PROPOS

Le titre seul de notre travail montre assez que nous n'avons nullement la prétention de dire le dernier mot sur la question que nous allons traiter. Les observateurs les plus éminents, les praticiens les plus habiles se sont demandé, avant nous, si la varicelle et la roséole étaient, oui ou non, des formes atténuées de la variole et de la rougeole. Peut-être longtemps encore cherchera-t-on une solution définitive. Toutefois, une récente et savante polémique entre M. le D‍‍ʳ Monteils (de Florac) et M. le D‍ʳ Castan, professeur agrégé de la Faculté de Montpellier, a fixé notre attention. Nous nous sommes demandé s'il ne serait pas intéressant de faire, comme thèse inaugurale, une étude succincte de la *varicelle* et de la *roséole* comparées à la *variole* et à la *rougeole*. Nous avons cru devoir ajouter à cette sorte de tableau comparatif la *fièvre scarlatine bénigne* et la *scarlatine fruste*, cette affection si fertile en dangers imprévus. Il nous a semblé, dans ce rapprochement, trouver un champ d'études où nous aurions non pas à moissonner, mais à glaner quelques faits curieux, surtout pour la médecine infantile.

Nous avions besoin, pour aborder une question si complexe, d'un appui bienveillant et éclairé. Nous l'avons trouvé dans la personne de M. le Dʳ Leroy, médecin de la maison nationale d'Ecouen et de plusieurs institutions. Sa modestie seule nous empêche de le remercier comme nous le voudrions, et de dire ici tout le bien que nous pensons de lui.

Enrichi des observations qu'il nous a communiquées, nous passerons en revue :

1° La varicelle, comparée à la variole.

2° La roséole, rapprochée de la rougeole.

3° Quelques caractères de la scarlatine à formes bénigne et fruste.

Enfin, nous terminerons par l'exposé rapide et synthétique de **nos** conclusions.

Connaissant l'indulgence et la bienveillance inépuisables de nos maîtres, nous croyons inutile d'y faire appel. Nous n'avons qu'une prétention, celle de pouvoir, léger de science, mais libre de tout préjugé, répéter à nos juges le mot de notre vieux Montaigne :

« C'est icy un livre de bonne foy. »

CHAPITRE PREMIER.

VARICELLE.

> A chaque cause morbifique spéciale l'organisme répond par des effets ayant leur caractère spécifique. (Trousseau.)

La varicelle, a-t-on dit, n'est autre chose que la variole modifiée. Aussi, logiques avec eux-mêmes, d'accord avec le langage populaire, les défenseurs de cette opinion ont-ils encore nommé cette maladie petite vérole volante, voulant marquer par là, sans doute, qu'entre ces deux affections, petite vérole et petite vérole volante, il n'y avait qu'une différence d'allures, différence qui était suffisamment indiquée par l'adjonction d'une épithète, non de nature, mais uniquement d'intensité.

Cette manière de voir, avouons-le, nous aurait souri ; nous aurions été satisfait en constatant là encore une occasion de simplifier le cadre nosologique. Malheureusement, après l'examen attentif des faits, il nous semble que l'hésitation n'est guère permise, et que nous ne pouvons refuser à la varicelle une place à part dans la nosographie. Nous disons avec intention varicelle et non petite vérole volante ou variole modifiée, pensant, avec Trousseau, qu'il n'est guère possible de confondre ces deux maladies sous une appellation univoque.

Cette opinion, nous l'avons vue corroborée par les remarques que nous avons pu faire personnellement pendant les trois années consécutives passées par nous dans un grand pensionnat, et surtout par les études consciencieuses poursuivies par M. le D' Leroy, à la maison de la Légion d'honneur et dans les nombreux établissements de jeunes gens et de jeunes filles auxquels il est attaché. Les observations de notre estimable confrère ont été relevées avec soin dans plus de quarante épidémies de fièvres éruptives, pendant les vingt années qu'il a passées au milieu des enfants.

Pour différencier la varicelle de la variole, si discrète et si modifiée qu'elle soit, nous ne saurions mieux faire que de donner les caractères les plus saillants de l'une et de l'autre. En les dessinant à grands traits, côte à côte, nous donnerons, pour ainsi dire, le cachet particulier à chacune d'elles, tout en rappelant les points qui, à première vue, semblent les rapprocher.

Pour les défenseurs de l'identité, la confusion n'a pu prendre évidemment naissance que dans la comparaison entre la varicelle et ce qu'ils appellent la varioloïde. Comment, en effet, établir le moindre rapprochement entre la varicelle et la variole proprement dite (V. Vera) ?

Ce titre de varioloïde n'est-il pas lui-même une cause de confusion ? Ne laisse-t-il pas, à tort, supposer une différence de nature avec la variole, différence qui n'existe pas ? Aussi lui préférons-nous de beaucoup le nom de variole modifiée que proposait Trousseau, en l'expliquant d'une façon magistrale.

Tout le monde sait que ces formes atténuées ont toujours pu se transmettre à l'état de petite vérole légigitime, même confluente. Personne n'ignore non plus que, dans tous les cas cités, ces pyrexies bâtardes frappaient uniquement les sujets antérieurement atteints, soit par contagion, soit par inoculation, soit même dans l'utérus de la mère ; les récits de Borsieri, de Van Swieten, de Sydenham, les expériences de Trousseau en font foi. Nous pourrions nous-même rapporter l'observation intéressante d'un de nos amis, aujourd'hui jeune docteur militaire. Vers l'âge de 5 ans, sans avoir été vacciné, il eut une petite vérole modifiée. Cette atténuation peut vraisemblablement être attribuée à une atteinte intra - utérine dont il portait les traces irrécusables en venant au monde.

Cette influence manifeste de la variole montre clairement son identité d'origine avec la varioloïde. Mais examinons quels rapports existent entre la pyrexie variolique et la varicelle.

Un premier fait nous frappe : la variole peut être modifiée par tant de causes diverses que l'on conçoit assez la variabilité de ses formes. La varicelle, au contraire, réfractaire à ces conditions modificatrices, a des allures assez fixes et déterminées pour qu'on puisse en tracer le type morbide.

Si, dans la période d'invasion, aucune distinction ne peut s'établir entre la variole modifiée et le variole ; si la ressemblance des prodromes est telle que, la plupart du temps, on ne saurait prévoir à quelle forme on va avoir affaire, on trouve. au contraire, dans les débuts de la varicelle une manière d'être qui n'appartient qu'à elle.

Chez elle, en effet, après une incubation, généralement de 14 à 15 jours, d'après Gerhardt, de 15 à 17, d'après Trousseau· et Thomas, c'est, dans la grande majorité des cas, un enfant, tout jeune d'ordinaire, qui se trouve pris subitement d'un malaise tellement léger qu'on n'y prête aucune attention. Quelques heures après, plus rarement le lendemain, apparaît l'éruption, sans nul autre accident. prodromique. Lorsque, par extraordinaire, se montrent quelques phénomènes fébriles, leur durée et leur intensité ont une brièveté et une faiblesse caractéristiques. Jamais cette période d'invasion n'excède deux jours ; jamais on n'y rencontre cette rachialgie qui apparaît quelquefois même dans la varioloïde ; à plus forte raison, ne trouve-t-on jamais d'accident du côté de la vessie. Au surplus, tandis que, dans les varioles, même discrètes, la fièvre du début peut atteindre 40° et 41°, dans la varicelle le thermomètre oscille entre 37° et 38°. Cette hauteur thermique n'est dépassée que si l'enfant frappé est en pleine dentition.

Si l'on nous demandait quelques chiffres, nous dirions que la fièvre prodromique n'existe que dans le quart environ des cas observés.

L'éruption commencée, tout concourt à donner à l'exanthème une sorte de cachet personnel : son début, ses lieux d'élection, son aspect, sa marche, sa terminaison. Au lieu de débuter, comme l'exanthème variolique, vers le quatrième jour, d'abord à la face, puis au cou, aux membres, à la poitrine, à la paroi abdominale, celui de la varicelle siége en premier lieu au tronc, à la face ensuite. Les membres ne sont envahis qu'après, et d'une façon moins sérieuse. L'éruption semble affectionner la partie postérieure du thorax et le visage. Il est une remarque curieuse que nous avons constamment pu faire : si limitée et si discrète que soit l'éruption, nous en avons toujours découvert des traces sur le cuir chevelu. Nous insistons sur ce point, n'ignorant pas que, parmi les auteurs, les uns ont nié complètement ce que nous avançons ; les autres ont affirmé la rareté du fait.

Comme aspect, l'exanthème variolique rappelle certains herpès; dans quelques formes discrètes, il ressemble à de l'acné ou à de l'ecthyma. Celui de la varicelle se rapproche des taches rosées lenticulaires. Dans cette dernière affection, l'éruption est tellement rapide que jamais peut-être on n'arrive à voir les taches à l'exclusion des vésicules. Dès leur apparition, celles-là sont accompagnées de papules d'un rouge foncé, parmi lesquelles quelques vésicules proprement dites. L'épiderme est soulevé par un liquide clair, transparent, comme dans les sudamina discrets, et lorsque l'on passe le doigt sur la surface cutanée, on ne perçoit jamais cette sensation de pointes indurées, spéciale aux boutons varioliques.

Pour la marche, différences tout aussi marquées. Le deuxième ou le troisième jour, les vésicules de la petite vérole deviennent séro-purulentes et s'ombiliquent en présentant une aréole inflammatoire avec une certaine tuméfaction. La dessiccation arrive, et le huitième jour de la période éruptive, les croûtes commencent à tomber pour disparaître du douzième au quatorzième jour. Dans la varicelle, le liquide vésiculeux, primitivement limpide, prend, de vingt-quatre à trente-six-heures après, une teinte laiteuse et blanchâtre, sans jamais cependant arriver à la suppuration. Le quatrième jour, la vésicule, toujours uniloculaire, se ride, se crève, s'affaisse et se couvre d'une petite croûte brunâtre tombant vers le huitième jour. L'ombilication, quand elle existe, ne se montre que dans quelques points disséminés, et presque au moment de la dessiccation.

Ainsi, l'évolution complète du bouton varioleux demande huit à neuf jours, tandis que la bulle de la varicelle a parcouru ses différents stades dès la quatrième journée.

Dans cette dernière fièvre éruptive, mentionnons un autre phénomène curieux, que jamais on ne rencontre dans aucune variole : l'exanthème peut se montrer par plusieurs poussées successives, chacune d'elles s'effectuant, en général, sur des régions déjà atteintes. Trousseau a vu le fait se reproduire dans une épidémie de l'hôpital Necker pendant vingt, trente et quarante jours, sans aggraver nullement le pronostic. La période de dessiccation arrivée, on croit tout terminé, lorsque, tout à coup, de nouvelles taches apparaissent et parcourent leurs différentes transformations. Dans ces cas, on peut voir l'exanthème à tous ses âges, se montrant simultanément à l'état de taches, de vésicules, de croûtes.

A l'inverse de la pustule variolique, la vésicule de la varicelle laisse rarement une cicatrice. Il faut, pour qu'il eu soit autrement, que l'enfant, indocile aux recommandations, ait arraché prématurément les croûtes. Enfin, on ne peut établir aucune comparaison entre cette maladie, qu'aucune complication sérieuse n'accompagne, et la variole la plus modifiée, dont les suites peuvent être graves.

Toutefois, nous devons à la vérité d'ajouter que la varicelle, si inoffensive par elle-même, nous a semblé exercer une fâcheuse influence sur les maladies qui la suivent d'un peu près. Nous constatons le fait sans chercher une explication que nous ne saurions découvrir.

Après cette rapide esquisse, nous croyons devoir ajouter quelques mots sur les arguments invoqués en faveur de l'identité de la petite vérole et de la varicelle.

Plusieurs auteurs, le Dr Monteils en particulier, ont allégué, dans l'intérêt de leur cause, certaine transformation ou dégénération de la variole en varicelle, observée, paraît-il, par Rochlitz en Australie. Cet argument possède pour nous peu de valeur. Il y a là une sorte de pétition de principe. Rochlitz définit-il bien ce qu'il entend par varicelle? N'a-t-il pas décoré de ce nom la varioloïde. ?

Nous pourrions en dire tout autant de cette prétendue production de la varicelle [par l'inoculation d'un virus varioleux dégénéré, bien qu'elle soit rapportée par Niedt, par Heim, par Frayer, par Elsner et même par Sydenham. Ne savons-nous pas combien d'auteurs ont confondu la varicelle et la variole modifiée de Trousseau ?

Si la varicelle n'est, comme beaucoup l'affirment, qu'une variole atténuée par une vaccination antérieure, comment expliquer les faits suivants?

Jamais les enfants atteints de varicelle ne communiquent la petite vérole aux personnes plus âgées qui sont en contact avec eux ; et, lorsque survient une épidémie de la première, quels sont les sujets d'abord frappés? Les plus jeunes, qui sont les plus rapprochés de la vaccination.

Le virus varioleux n'a pas plus d'action sur cette affection que le virus vaccin. En 1870, en effet, à cette époque néfaste où la maladie vint aider à la guerre pour compléter l'œuvre de dévastation, en 1870, disons-nous, les petites véroles furent nombreuses et graves ; cependant, les épidémies de varicelle ne subirent aucune modification ni dans leurs formes ni dans leur bénignité.

D'autre part, nous pourrions citer nombre d'enfants vaccinés avec succès après guérison de varicelle récente, comme beaucoup d'autres atteints de cellè-ci, après avoir eu la variole. Enfin, ces deux dernières affections jouissent de la même faculté de n'attaquer qu'une fois le même individu. Elles ne s'excluent pas l'une l'autre, mais chacune crée à l'organisme une immunité qui lui est propre.

Résumons-nous d'un mot : les dissemblances entre la varicelle et la petite vérole la plus atténuée sont telles, qu'il nous paraît impossible d'admettre chez elles une origine commune, une nature identique.

***

CHAPITRE II.

ROSÉOLE.

> Jamais, quoi qu'on fasse, la roséole ne deviendra la rougeole, pas plus que la varicelle ne deviendra la variole.
> (TROUSSEAU.)

Avant tout, nous tenons à poser les jalons de notre route et à faire connaître exactement le terrain sur lequel nous voulons porter la question.

Tous les médecins savent combien de formes peut revêtir la rougeole, combien ses manifestations sont variables, aussi bien au point de vue des complications que de l'éruption proprement dite.

Mais nous croyons qu'auprès de ces variétés, il est une affection type, considérée par beaucoup d'auteurs comme une rougeole modifiée, et que nous regardons, au contraire, comme une maladie spécifique, presque particulière au jeune âge, sans distinction de sexe. A l'exemple de MM. Picot et d'Espine, nous l'appellerons la *roséole infantile*, préférant cette dernière épithète à celle de fébrile, employée cependant par Borsieri, Plateman, Willan, Rayer et par notre jeune et savant maître M. Jaccoud.

Nous adoptons cette appellation pour deux raisons principales :

1° Parce que le cortége fébrile faisant assez souvent défaut, nous n'avons pas à appeler spécialement l'attention sur les symptômes pyrétiques;

2° Parce que, par l'adjonction du mot infantile, nous différencions cette affection de plusieurs autres que nous voulons écarter complètement.

Nous ne voudrions pas, en effet, voir confondre avec cette maladie, sous le pseudonyme de roséole, certaines formes qui n'ont rien de commun avec elle.

Telles sont les roséoles déterminées chez certains sujets par l'ingestion de quelques médicaments : cubèbe, copahu, iodure de potassium et parfois même sulfate de quinine (Jaccoud). Ces poussées éruptives peuvent en imposer au premier examen, à cause des phénomènes inflammatoires qu'elles produisent souvent du côté des yeux, des fosses nasales et de la gorge; à cause aussi de la fébricité légère qui peut les précéder ou les accompagner. L'hésitation ne peut être cependant que momentanée; en effet, l'agent médicamenteux dévoile souvent sa présence par l'odeur spéciale qu'il donne aux sueurs, et l'on peut d'ailleurs faire cesser tous les accidents par la suppression du traitement pathogénique.

Nous écartons aussi de notre sujet la roséole syphilitique, pour laquelle la connaissance de l'infection occasionnelle, la durée et le début spécial de l'éruption (poitrine, ventre, flancs et cuisses) viendront éclairer le diagnostic.

Mais il est une autre forme prêtant bien plus à l'erreur, nous voulons parler de la rubéole (Rötheln de Steiner, Thomas, Cless et de l'école allemande). Contrairement à l'opinion de Heim, qui lui attribue la spécificité, la plupart des auteurs, Lebert et le professeur Jaccoud entr'autres, ne voient dans la rubéole qu'une forme bâtarde : tantôt scarlatine à forme morbilleuse, tantôt rougeole scarlatiniforme.

De toutes ces affections, les premières n'ont de la roséole que le nom, la dernière n'est qu'une rougeole déguisée ou une manière d'être indéfinie de la scarlatine. C'est une sorte de fille adultérine dont quelques airs de famille rappellent l'origine paternelle.

Nous n'avons rapidement rappelé toutes ces maladies que pour les retrancher de notre cadre, et nous en arrivons à la question en litige : la roséole infantile est-elle spécifique et distincte de la rougeole? Nous croyons pouvoir l'affirmer.

Cette affirmation, nous la basons sur les différences que l'on constate dans les prodromes, dans la marche de l'éruption, dans sa durée, dans sa terminaison, dans les conséquences de l'affection.

Dans la rougeole, comme dans la roséole, ce sont surtout les enfants qui sont atteints; mais si dans la première les cas sont communs entre trois et dix ans, la seconde se montre principalement après cet âge. Toutes deux sont généralement épidémiques, mais elles ne sont pas également contagieuses. Panum, en effet, a démontré que le poison rubéolique pouvait être transmis même à distance. Pour la roséole, au contraire, le contage est très-difficilement communiqué. Plusieurs fois il nous a été donné de voir des enfants atteints, renfermés dans une infirmerie, sans que leurs voisins eussent à en souffrir. Il ne se présentait aucun cas nouveau chez les compagnons de salle.

Les épidémies de roséole sont, de plus, beaucoup mieux limitées que celles de rougeole. En général, la maladie se localise à une institution.

Tandis que les récidives de la fièvre morbilleuse sont assez exceptionnelles, il est fréquent, au contraire, de voir la roséole faire plusieurs apparitions successives chez le même enfant, surtout à l'époque de la dentition.

L'incubation dure une dizaine de jours pour la rougeole, et l'éruption se montre d'une façon presque mathématique le treizième ou le quatorzième jour après celui de la contagion. Pour les auteurs qui croient au caractère contagieux de la roséole, la période latente de la maladie serait de neuf jours.

Si nous comparons rougeole et roséole au moment de l'invasion, nous voyons déjà plusieurs différences d'une indiscutable netteté. Dans la première, fièvre et souvent épistaxis abondantes avec phénomènes inflammatoires violents. Le visage se gonfle; il est comme boursouflé; en même temps se déclare une toux forte et sèche, parfois même une véritable laryngite striduleuse. Communément, des phénomènes convulsifs éclatent pour disparaître après la sortie de l'exanthème. Parmi les inflammations locales, celle de la conjonctive est caractéristique par la teinte rouge violacée qu'elle donne à cette membrane. Les jours suivants la pyrexie diminue, en prenant le type rémittent ou intermittent. Les accidents fébriles peuvent même disparaître complètement, bien que cette heureuse modification soit assez rare. La toux devient rauque et s'accompagne d'une expectoration claire, surtout chez les enfants plus âgés. Vers la fin du troisième jour, le catarrhe augmente généralement, et, sur le voile du palais, l'on aperçoit un piqueté rosé précédant de quelques heures au moins l'éruption cutanée.

Dans la roséole, les prodromes sont presque l'exception. Quand ils existent, ils sont très-courts, et l'éruption est, pour ainsi dire, la première manifestation morbide. Quelquefois pourtant, mais presque exclusivement chez les enfants très-jeunes, on rencontre un mouvement fébrile avec frissons, céphalalgie, quelques vomissements et un léger catarrhe intestinal. Dans ces débuts, qui dépassent rarement vingt-quatre heures, jamais on ne trouve la conjonctivite, le coryza, et la toux qui caractérisent la pyrexie morbilleuse.

Comparons maintenant les exanthèmes de la rougeole et de la roséole sous le double rapport de la forme et de la marche. Le premier se montre vers le quatrième jour; le second, nous l'avons dit, attend rarement vingt-quatre heures pour faire son apparition, quand, par exception, il y a des prodromes. Les taches rubéoliques, comme teinte, sont semblables à des piqûres de puce, assez saillantes, irrégulières, accompagnées d'un prurit intense. Leur marche est, pour ainsi dire, descendante : elles partent du visage, agglomérées surtout au menton et au nez, presque touourjs nombreuses aussi derrière

les oreilles, et ne se généralisent au tronc que plus tard.
L'éruption de la roséole, constituée par des taches d'un
rouge pâle, prend une extension très-rapide et ne met
pas, comme l'autre, un ou deux jours à accomplir son
œuvre d'envahissement. Elle affectionne les membres,
en général, et les bras en particulier. Elle n'offre pas au
toucher cette rudesse que l'on rencontre dans l'exanthème morbilleux ordinaire, et spécialement dans la
forme désignée sous le nom de rougeole boutonneuse,
forme dans laquelle les papules peuvent être surmontées
d'une vésicule. Jamais la tache de la roséole n'est en-
tourée de ces marbrures de couleur bleue, violacée,
assez communes autour de la saillie morbilleuse. En
quatre ou cinq jours, souvent moins, la roséole a parcouru ses différents stades, sans donner lieu aux phénomènes fébriles qui, dans la rougeole, durent le même
temps que l'exanthème, c'est-à-dire un septenaire
environ.

Un phénomène assez vulgaire dans la roséole, c'est
s'existence de plusieurs récidives successives de l'éruption sans aucune altération dans la santé de l'enfant.
Dans le même ordre de faits, nous croyons intéressant
de mentionner la particularité suivante qui, maintes
fois, s'est présentée à notre observation. Un enfant
ayant eu des rougeurs très-marquées sur le corps, les
parents vous envoient chercher. Quand vous arrivez, et
que vous examinez le jeune malade, quel n'est pas
votre étonnement, le désappointement de la famille, en
ne trouvant plus aucune trace de l'éruption. Quelques
heures se sont à peine écoulées depuis votre départ que
les taches sont revenues des plus manifestes. Voit-on

jamais, nous le demandons, pareille bizarrerie dans la rougeole?

Tout le monde connaît les redoutables complications du côté de l'appareil digestif et des organes respiratoires qui peuvent suivre une pyrexie morbilleuse même bénigne. Rien de semblable après la roséole, alors même que l'on n'apporte aucun soin dans le traitement, aucune précaution dans la période consécutive.

Nous pouvons signaler d'autres caractères distinctifs de ces deux maladies éruptives. Une atteinte de rougeole ne met nullement à l'abri de la roséole, pas plus que celle-ci ne peut être une sauvegarde contre la première. Enfin, tandis qu'une température élevée, de sueurs profuses ont une influence marquée sur la manifestation de l'exanthème morbilleux, ces mêmes causes ne modifient sensiblement l'éruption de la roséole ni dans ses allures, ni dans ses formes. Concluons : pour un praticien, celle-ci, quoi qu'on fasse, ne ressemblera jamais à la rougeole. Quand un médecin aura assisté à un certain nombre d'épidémies de l'une et de l'autre, il n'y aura pas de sérieuse confusion, de longue hésitation dans son diagnostic.

CHAPITRE III

SCARLATINE

Dans un premier article, nous avons établi un parallèle entre la variole et la varicelle. Après avoir, dans chacune d'elles, examiné tour à tour les débuts, la marche, la terminaison, l'exanthème et les complications, nous en avons fait deux maladies spécifiques, car tout ce que nous voyions plaidait en faveur de cette conclusion.

Désirant, dans un second chapitre, comparer la roséole et la rougeole, nous avons, comme pour les deux premières, suivi ces deux affections dans leurs diverses manifestations, et, pour ainsi dire, pas à pas. Comme pour les autres aussi, nous avons conclu à l'existence de deux entités morbides.

Ce que nous avions fait pour ces maladies éruptives, nous avons essayé de le continuer pour la scarlatine, considérée dans ses différentes formes. Plusieurs raisons nous engageaient à poursuivre la même voie. En voyant, en effet, une si grande variabilité dans les manières d'être de la scarlatine, ne pouvions-nous pas douter de l'unité de la cause morbifique? Après avoir assisté à quelques épidémies de cette maladie, n'étions-nous pas tenté de croire à des virus différents? D'autre part, que lisons-nous dans les auteurs? Tandis que Sydenham la trouve à peine digne de figurer au tableau nosologique, Graves la considère comme très-meurtrière. Bretonneau, après l'avoir donnée comme une affection extrêmement bénigne, la redoute plus tard à l'égal de la peste, du typhus ou du choléra. D'autres observateurs, tels que Trousseau, West, Rilliet et Barthez, nous retracent les exemples les plus dissemblables comme gravité. « Une épidémie de scarlatine, nous dit l'éminent professeur de l'Hôtel-Dieu, est extraordinairement simple ou singulièrement grave. »

En présence de ces divergences, nous nous sommes

demandé s'il n'existait pas une scarlatine proprement
dite, comme il existe une variole légitime, et une autre
forme *sui generis*, comme il y a une varicelle. Nous
avons voulu examiner si cette seconde affection était à
la première, ce qu'est, par exemple, la roséole à la
rougeole.

Pour arriver à cette conclusion, qu'aurait-il fallu? Il eût
fallu trouver entre les deux formes de la scarlatine des
distinctions bien nettes et parfaitement caractérisées. Il
eût été nécessaire d'analyser chez toutes deux les différentes périodes et de montrer leurs dissemblances. Rien
de tout cela ne nous a été possible.

C'est en vain que nous avons cherché à tracer deux
types bien tranchés. Pour dessiner ce tableau, nous
n'avons pu trouver aucun trait saillant, aucune ligne
déterminee.

Après avoir examiné attentivement les allures multiples présentées par l'affection qui nous occupe, nous
sommes arrivé à nous former une opinion. La voici : il
n'existe qu'une scarlatine, et tout prouve qu'il ne saurait en exister qu'une, malgré ces diversités mêmes.

Ce sont ces conclusions que nous aller essayer d'expliquer et de démontrer par des faits.

Ne pouvant, dans les limites modestes de ce travail,
faire entrer la description de la scarlatine à tous ses
degrés, nous avons dû nous borner aux formes les plus
générales. Nous avons donc constitué le tableau suivant
où nous présentons la scarlatine dans ses trois types
principaux. Cette division n'est pas, à beaucoup près,
exempte de tous défauts et de tous reproches ; nous ne
rougissons pas de l'avouer. Mais telle qu'elle est, nous

pourrons y trouver quelque bénéfice. Nous l'espérons, du moins.

1° L'éruption et les symptômes, qu'elle qu'en soit la nature, sont graves. La fièvre concomitante peut revêtir une forme typhoïde ou pernicieuse quelconque.

2° L'exanthème existe, en plus ou moins grande quantité, mais il conserve une apparence bénigne. La fièvre qui l'accompagne est d'intensité variable.

3° Le phénomène exanthématique peut manquer, sur la peau du moins, mais la maladie est caractérisée par quelques accidents spéciaux.

Dans la première catégorie nous plaçons les scarlatines maligne, grave et angineuse des auteurs, en consirant ces différentes formes comme autant de subdivisions. Nous n'en dirons que quelques mots, sachant que les pathologistes les ont tous parfaitement et complètement décrites. Nous ne rappelons que pour mémoire : les phénomènes nerveux, les accidents comateux et cholériformes de la scarlatine maligne; les diarrhées et les vomissements incoercibles, les phénomènes typhoïques, avec hémorrhagies, de la forme grave; l'angine particulièrement intense de l'espèce angineuse.

Si nous énumérions tous les cas, en détail, nous arriverions, comme par une progression décroissante, à notre deuxième subdivision, comprenant la scarlatine désignée généralement sous le nom de bénigne et simple.

C'est surtout cette dernière que nous avons examinée. Nous tenions à juger de ses rapports avec la forme grave ou de ses dissemblances avec elle. Nous désirions aussi être édifié sur son caractère de bénignité.

Nous allons rapidement signaler les quelques points qui nous ont paru dignes d'intérêt, les faits qui ont attiré notre attention.

Antérieurement, nous avons dit que l'exanthème existait, dans cette forme de la scarlatine, en plus ou moins grande quantité. En effet, à côté d'éruptions constituées par des plaques irrégulières, jetées çà et là sans délimitations bien nettes, nous en avons vu qui, dans les vingt-quatre heures. couvraient largement le cou, le tronc, la face. Sur la poitrine, c'était un véritable plastron, d'un rouge frambroise. Tantôt les taches étaient formées par une agglomération de petites papilles rouges, n'offrant aucune sensation de rudesse, tantôt l'exanthème était légèrement papuleux. L'éruption ne nous annonçait pas plus à quelle scarlatine nous allions avoir affaire que les prodromes n'avaient pu nous l'indiquer. En effet, à côté de cas où le début était complètement apyrétique, l'éruption étant la première manifestation morbide, il en était d'autres où la fièvre atteignait dès le commencement, 40 degrés et plus, avec 150, 160 pulsations. Ici, l'enfant jouait jusqu'à ce que, les rougeurs apparaissant subitement, on le fît rentrer par simple précaution, sans qu'il y eût aucun autre symptôme alarmant. Là, au contraire, épistaxis, quelques vomissements, voire même du délire. L'un pouvait reprendre ses jeux trois jours après l'apparition de l'exanthème, l'autre était retenu à la chambre jusqu'à dix et douze jours. Chez le premier, tout avait disparu pour ainsi dire en quelques heures ; chez le second, les phénomènes inflammatoires et éruptifs montraient une persistance inattendue.

Dans toutes ces scarlatines dites simples, bénignes, les symptômes varient d'intensité, mais les rapprochent plus ou moins de la forme grave, sinon maligne. A ces caractères qui marquent déjà une similitude d'origine, s'en joignent d'autres qui sont constants, et communs à toutes les scarlatines. Ce sont, par ordre d'importance : le mal de gorge, l'état de la langue, le siége initial de l'éruption, la fréquence du pouls.

Dans toutes les formes de la maladie, en effet, l'angine peut atteindre un degré plus ou moins élevé, mais elle existe constamment, et généralement dès le début. Dans le nombre des Érythèmes étendus que rapportent quelques auteurs, beaucoup, pensons-nous, ne doivent être admis que sous bénéfice d'inventaire. On eût très-probablement changé le diagnostic si l'on avait examiné la gorge et la langue. La teinte du pharynx et des amygdales et leur tuméfaction sont caractéristiques. La rougeur et le gonflement existent, même lorsque le petit malade n'accuse aucune douleur. Aussi doit-on toujours avoir ce fait présent à l'esprit.

La langue est recouverte d'un enduit spécial, à l'aspect duquel on ne se trompe guère et que, avec un peu d'habitude, on n'attribue pas à un état saburral ordinaire. La couleur en est blanchâtre ou jaune dans les scarlatines simples, brunâtre dans les cas graves. Cette couche de nouvelle formation laisse voir les papilles linguales sous forme de saillies rouges et proéminentes.

Dès son apparition, l'éruption siége sur la partie antérieure et supérieure du thorax. Elle constitue une sorte de plastron rouge foncé parfois, le plus souvent presque écarlate.

Enfin, le pouls présente une fréquence toute particulière. Nous ne connaissons guère que cette pyrexie, où l'on puisse trouver 150, 160, 170 pulsations.

Ce n'est pas sans motif que nous avons insisté sur ces caractères communs à toutes les formes de scarlatine, et pour ainsi dire pathognomoniques.

S'il est une affection pour laquelle le diagnostic acquiert une importance exceptionnelle, c'est, à coup sûr, celle dont nous nous occupons.

Quels que soient, en effet, les caractères bénins des prodromes, de la marche, de l'exanthème, de la fièvre, la scarlatine la plus simple, en apparence, peut entraîner les accidents les plus graves. Malgré les assertions inexplicables de quelques auteurs, on ne saurait trop dire et trop répéter, comme notre regretté Trousseau que nous aimons à citer, que dans cette affection « on ne doit considérer les malades comme guéris, que longtemps après la cessation des phénomènes morbides. »

Dans toutes les formes, on peut rencontrer : des accidents encéphalopathiques (parfois sans cause appréciable), des inflammations ganglionnaires, des ulcérations gangréneuses, des abcès rétro-pharyngiens, des otites, des hématuries, etc, etc.

Pendant la convalescence, il faut toujours redouter le froid et la suppression des fonctions de la peau. C'est là, en effet, la cause étiologique ordinaire de l'albuminurie, si commune après la scarlatine (1), albuminurie qui peut disparaître en huit ou dix jours, mais qui parfois s'aggrave, s'accompagne d'anasarque, d'épanchements dans les séreuses, et fait naître une maladie de Bright chronique. Cette malheureuse complication est fréquente après la scarlatine grave. Elle est commune aussi à la suite d'une forme légère, plus commune même, au dire de West et de quelques autres.

On ne saurait donc, comme nous voyons, entourer le malade de trop de précautions pendant sa convalescence, apporter soi-même trop de soins dans le diagnostic. Dans une telle affection, le médecin doit mettre tout à profit, même le concours inconscient des parents. Tel fut un cas à nous connu, où l'hésitation fut levée par une circonstance aussi heureuse qu'inattendue, après vingt-quatre heures d'expectation. Les couvertures, dont on avait, à tort, surchargé l'enfant, exagérèrent l'émonctoire cutané et rendirent manifeste l'éruption, méconnue jusqu'alors.

Enfin, ces divers dangers seront surtout redoutables dans les formes de notre troisième catégorie, formes obcures et incomplètes (frustes de Trousseau) où le praticien n'aura pour tout guide « qu'un mot de la phrase symptomatique ». Pour ces scarlatines bizarres, le péril sera d'autant plus terrible qu'il est latent.

Dans l'une, le sujet sera subitement pris d'anasarque

---

(1) L'affection rénale, d'après Johnson, est si généralement due pour les enfants à la desquamation de la scarlatine, que cet auteur lui donne le nom de néphrite desquamative. Sur 100 albuminuries infantiles, Haidenheim en a vu 80 consécutives à la fièvre rouge. West a compté 85 cas sur 120 observés.

et d'hématurie, après avoir traîné huit ou dix jours, atteint d'un peu de fièvre, d'un léger malaise et d'un mal de gorge peu intense. Un cas semblable nous a été rapporté où l'on se trouva bien de ventouses scarifiées, appliquéés sur la région rénale.

Parfois tout se bornera, comme symptômes morbides, à l'apparition de quelques points rouges sans desquamation consécutive, ou bien à un léger mouvement fébrile accompagné d'un mal de gorge insignifiant. Dans un exemple de ce genre, cité par Gros, on put trouver de l'albumine dans les urines, pendant près d'un an. West affirme même avoir vu, chez un de ses malades, de l'albuminurie durant deux années.

Nous pouvons donc, pour terminer, rappeler l'idée que nous avons émise, en la complétant. La scarlatine est une, puisque dans ses formes les plus variées, on rencontre des symptômes communs, des accidents identiques, des conséquences également funestes.

CONCLUSIONS.

Nous nous permettrons d'exposer nos conclusions, ainsi que quelques remarques, d'une façon abrégée et sous une forme pour ainsi dire aphoristique.

1. Tout différencie la varicelle de la variole et donne à la première un caractère spécifique.

2. La varicelle, ne sauvegardant nullement de la petite vérole, ne doit pas empêcher la vaccination.

3. La variole n'étant, en aucune façon, modifiée par

la varicelle, il ne faut pas compter sur une varicelle antérieure pour rendre la variole bénigne.

4. Si la varicelle la plus intense ne peut transmettre que la varicelle, la variole la plus atténuée peut donner une variole légitime grave. On devra s'en souvenir et pratiquer l'isolement en conséquence.

5. La varicelle régnant à l'état épidémique, il ne faut pas trop se hâter de vacciner les enfants non attaqués, si la variole ne coexiste pas avec elle. La varicelle ne peut aucunement, en effet, leur communiquer la variole, mais suit d'assez près la vaccine.

6. Après les épidémies de rougeole et de coqueluche, on doit s'attendre à une épidémie de varicelle. Pareille succession est fréquente.

7. Comme la varicelle, la roséole est une entité morbide.

8. La roséole est à la rougeole ce que la varicelle est la variole.

9. A l'opposé de la rougeole, la roséole exige peu de précautions durant la convalescence.

10. Malgré ses formes si complexes, la scarlatine est une, et toujours redoutable.

11. Il y aurait de nombreux et intéressants rapprochements à établir entre elle et la dothiénentérie qui est « une maladie éruptive du tube digestif. »

12. On doit toujours songer aux allures multiples de la scarlatine, et particulièrement à la forme fruste, afin de ne pas conserver, en la méconnaissant, une quiétude dangereuse.

13. L'exagération de l'émonctoire cutané peut, accidentellement, éclairer le diagnostic, en rendant évi-

dente une scarlatine latente jusque-là, sous le rapport de l'éruption.

14. La convalescence de la scarlatine réclame une sollicitude et une vigilance de tous les instants, sans qu'on doive jamais mesurer les soins à la bénignité apparente de l'affection.

Paris. — A. PARENT, imprimeur de la Faculté de Médecine, rue M.-le-Prince, 29-31.